I0413195

JUGOS Y LICUADOS

Para prevenir y combatir enfermedades

GLORIA GARCIA R.

Gloria Garcia R.

La información, ideas y sugerencias en este libro no pretenden reemplazar ningún consejo médico profesional. Antes de seguir las sugerencias contenidas en este libro, usted debe consultar a su médico personal. Ni el autor ni el editor de la obra se hacen responsables por cualquier pérdida o daño que supuestamente se deriven como consecuencia del uso o aplicación de cualquier información o sugerencia contenidas en este libro.

INTRODUCCION

Los jugos y licuados hechos por frutas y vegetales es la medicina natural para mantener al cuerpo en condiciones muy saludables.

Tomando jugos naturales, nuestros cuerpos tendrán una apariencia más joven, ya que nuestras células están recibiendo una buena nutrición y nuestro organismo se va limpiando de las toxinas que provocan enfermedades a nuestro cuerpo.

Como dijo Hipócrates considerado el padre de la medicina "que tu alimento sea tu medicina y tu medicina sea tu alimento".

ALGUNOS CONSEJOS

1. Elegir frutas y vegetales que tengan colores intensos, la textura debe ser firme y su aroma agradable.
2. Si usted no tolera o es alérgico a alguno de estos alimentos, no los tome.
3. Si desea mejorar su salud: Tome mucha agua, consuma más frutas y vegetales, reduzca las grasas dañinas, el azúcar refinada, los alimentos procesados, las harinas blancas y carnes rojas.

4. Lavar todos los vegetales y frutas perfectamente.

TIPS PARA DESINFECTAR VERDURAS Y FRUTAS

Primero lavarlos sobre el chorro de agua con un estropajo o cepillo si están muy sucias.

Después de lavarlas, las vamos a desinfectar con:

Bicarbonato de Sodio: 1 cucharada de bicarbonato por un litro de agua, sumergir los vegetales y frutas por 10 minutos. Elimina todas las bacterias.

Vinagre: 1 vaso de vinagre por cada 5 litros de agua. El vinagre mata las bacterias o parásitos (si son pocas las verduras hay que calcularle poniendo la cuarta parte).

El tiempo máximo que deben dejarse los alimentos en remojo con cualquiera de los desinfectantes es de 10 minutos.

Ahora volver a lavar las frutas y verduras con agua limpia.

ABSCESOS (HINCHAZÓN ROJA Y DOLOROSA)

Jugo

Ingredientes:

½ Vaso de jugo de manzana
½ Vaso de jugo de naranja
1 cucharada de propóleo

Procedimiento:

Lavar perfectamente las frutas y las naranjas se pelan, se cortan y se pasan por el extractor y agregar a ese jugo el propóleo.
Tomar 2 veces al día.

ACIDEZ O AGRURAS

Jugo para la acidez estomacal

Ingredientes:

2 zanahorias
3 tallos de apio
1 trozo de pepino fresco

Forma de preparar:

Lavar perfectamente los vegetales.
Pasar por un extractor de jugos las zanahorias y el apio, después poner el jugo en la licuadora junto con el pepino y listo para tomárselo inmediatamente.

La frescura del jugo será importante para el alivio de la acidez.

ACIDO URICO

Licuado

Ingredientes:

1 vaso de yogurt
2 varas de apio
1 Manzana

Procedimiento:

Lavar y desinfectar los ingredientes.
Colocarlos en la licuadora junto con el yogurt y tomarlo enseguida.

Este licuado contiene vitaminas y minerales, elimina el ácido úrico, combate la hipertensión, regula el colesterol y depura el organismo.

AGRURAS O REFLUJO

JUGO

Ingredientes:

6 Zanahorias
½ Papa cruda
3 Hojas de lechuga

Preparación

Lava y desinfecta perfectamente los ingredientes.
Pasa por el extractor los vegetales y tomarlo
inmediatamente.

ALGODONCILLO

Jugo para tratar manchas blancas en la boca y lengua.

Ingredientes:

½ Vaso de jugo de naranja
¼ Vaso de jugo de kiwi
¼ Vaso de jugo de toronja
½ Cucharada de jugo de limón
Dos centímetros de sábila
1 Cucharada de propóleo

Procedimiento:

Lavar todos los ingredientes, pelar y cortar la naranja, toronja y el kiwi y pasarlos por el extractor de jugos, después poner este jugo en la licuadora con la sábila y el jugo de limón. Tomar al momento.

Se toma dos veces al día durante 15 días.

ANEMIA Y FALTA DE CALCIO

Licuado

Este Licuado es muy recomendado para personas que sufren de anemia y además ayuda a fijar el calcio en los huesos.

Ingredientes:

1 Pera
2 Manzana
1 Vaso de Leche de soya
1 Cuchara de amaranto
½ Cucharadita de canela molida

Preparación:

Lavar perfectamente las frutas.
Licuar todos los ingredientes, perfectamente y listo tomarlo inmediatamente.

ANEMIA

Licuado

Ingredientes:

* 1 Plátano
* 4 Guayabas
* 1 Cuchara de amaranto
* 1 Vaso de leche

Preparación:

1. Lava perfectamente las guayabas.

2. Licuarlo todo y tomarlo inmediatamente.

ANEMIA

Licuado

Ingredientes:

- 1 Rebanada de piña
- 1 Cuchara de miel
- ¼ Manojo de hojitas de berro
- ½ Vaso de jugo de naranja
- ½ Betabel

Procedimiento:

Lavar todos los ingredientes que lo requieren.

En el extractor de jugos poner el betabel y las naranjas peladas para sacar el jugo.

Poner ese jugo en la licuadora junto con los demás ingredientes y licuarlo perfectamente y tomarlo.

ARTERIOSCLEROSIS

Jugo

Ingredientes:

½ Vaso de jugo de toronja
¼ Vaso de jugo de uvas negras
1 Cucharada de jugo de limón

Procedimiento:

Se lavan las frutas y se pasan por el extractor, mezclar bien los jugos y agregar el jugo de limón.
Tomarlo durante 5 días a la semana, al menos durante dos meses.

ARTRITIS

Jugo

2 peras
2 ramitas de apio
1 cm de jengibre fresco

Procedimiento:

Lava y desinfecta perfectamente todo.

Pásalos por el extractor de jugos, revuélvelo bien
Sirve y bébelo al instante

Este jugo puedes hacerlo de dos a tres días por
semana.

ASMA

Jugo

Ingredientes:

- 2 ramas de perejil
- ½ puñado de germen de trigo
- ½ betabel
- 1 manzana
- 1 tallo de apio
- 3 zanahorias

Preparación:

Lavar y desinfectar las frutas y vegetales.
Sacar el jugo de las zanahorias, el betabel y la manzana por el extractor de jugos.
Poner el jugo en la licuadora con los demás ingredientes y licuarlos perfectamente y tomarlo de inmediato.

ATAQUES EPILEPTICOS

Jugo

Ingredientes:

6 Zanahorias
4 Hojas de Lechuga
2 Hojas de Espinacas
5 Gotas de Limón

1 C. Miel de Abeja

Procedimiento:

Lavar y desinfectar perfectamente los ingredientes.
Pase por el extractor la zanahoria, la lechuga y las
espinacas.
Agregue el limón y miel, mezcle perfectamente el jugo
y listo.

Este jugo se toma por las mañanas durante un mes.

BILIS

Licuado

Ingredientes:

2 tallos de apio
1/4 jitomate sin semillas
1/4 de col verde

Forma de preparar:

Lavar y desinfectar todos los vegetales.
Pasarlos por el extractor y tomar inmediatamente.
Si desea ponerlos en la licuadora, le agrega un poco de agua.

CALAMBRES

Jugo

Ingredientes:

• 4 Jitomates.
• 1 tallo de apio.

Procedimiento:
Pasar los vegetales por el extractor de jugo y tomarlo inmediatamente.

Recomendación:

Si gusta puede añadirle unas gotas de limón.

CALVICIE Y CAIDA DE CABELLO

Licuado que ayuda para la calvicie, caída de cabello y alopecia.

Ingredientes:

Un pedazo de sábila
Un vaso de jugo de naranja

Procedimiento:

Sacar la pulpa y licuarla con el jugo muy bien y tomar inmediatamente. Tomarlo en ayunas.

CANCER

El jugo de pasto de trigo es conocido por su capacidad de eliminación de los radicales libres (cáncer), anemia, desintoxicación del hígado y de todo el organismo, disminuye presión arterial, es un superalimento, da vida a nuestras células, estas enzimas ayudan a disolver tumores.

Ingredientes:

Un manojo de pasto de trigo
El jugo de un limón
1 cucharada de miel (opcional)
Una taza de agua o jugo de naranja

Procedimiento:

Cortar el pasto de trigo y lavarlo muy bien, partirlo y colocarlo en la licuadora, agregarle el agua, el jugo de limón, y si quiere puede añadirle también la cascara y la miel.
Después colarlo y tomarlo inmediatamente.

Nota: Al final del libro encontrara como preparar el pasto de trigo.

CANCER

Jugo que ayuda a evitar que las células del cáncer se desarrollen, problemas con el hígado, riñón, páncreas, úlcera, fortalece los pulmones, previene ataques al corazón y la presión arterial alta. Fortalecer el sistema inmunológico. Buena para la vista, eliminar ojos rojos y cansados o sequedad en los ojos.

Ingredientes:

1 betabel

1 manzana roja

1 zanahoria grande

Procedimiento:

Lavar los vegetales y pasarlos por el extractor de jugos y tomarlo inmediatamente.

Recomendaciones: Tomarlo en ayunas y una hora después tome su desayuno. Puede hacerlo 2 o 3 veces al día, según sus necesidades.

CELULITIS

Licuado

Ingredientes:

2 rebanadas de piña en trozos.
1 pepino sin cascara ni semillas.

Forma de preparar:

Lavarlos perfectamente y pasa los ingredientes por el extractor o licúalos en la licuadora con un poco de agua.

Recomendaciones:

Toma un vaso al día por 15 días, descansa una semana y continúa bebiéndolo dos veces por semana.

CIRCULACION

Licuado

Ingredientes:

2 Rebanadas gruesas de piña

2 Ramas de apio

2 Ramas de perejil

Modo de Prepararlo:

Desinfecte los vegetales y licuar todo perfectamente y tomarlo de inmediato.

CIRCULACION

Licuado

Ingredientes:

1 Toronja grande
¾ de taza de fresa
1 Cucharada de miel

Procedimiento:

Lave muy bien las verduras, parta la toronja y extrae
el jugo.
Licue el jugo de toronja con la fresa y la miel y
tomarlo inmediatamente.

CIRCULACION

Licuado

Ingredientes:

2 Toronjas
2 Ramas de apio
2 Ramas de perejil
½ Chayote

Modo de prepararse:

Lavar y desinfectar perfectamente las frutas y verduras.
En un extractor de jugos pase las toronjas partidas y peladas, el chayote y el apio.
Después poner ese jugo en la licuadora y añadir el perejil y licuarlo perfectamente y enseguida beberlo.

COLESTEROL

Jugo

Ingredientes:

3 Manzanas
¾ De un pepino grande
2 Tallos de apio

Modo de preparar:

Lavar los ingredientes perfectamente y desinfectarlos.

Pasar todos los ingredientes por el extractor de jugos
y beberlo inmediatamente.

COLESTEROL

Licuado, sirve también para limpiar los riñones, el intestino y para nivelar el azúcar en la sangre.

Ingredientes:

3/4 de vaso de jugo de naranja.
1 vara de apio
4 o 5 ramas de perejil
Una cucharada de nopal picado
1/4 de rebanada de piña (dos dedos de gruesa)

Se coloca todo en la licuadora, se muele y se bebe inmediatamente.

COLESTEROL

Licuado

Ingredientes:

Media taza de fresas
Una rebanada de piña
Dos cucharadas de avena
Una cucharada de linaza

Preparación:

Desinfectar bien las fresas y ponerlas en la licuadora junto con los demás ingredientes hasta que estén bien licuados, si quieres puedes añadirle agua o leche vegetal. Tomar inmediatamente.

COLESTEROL

Licuado

Ingredientes:

Una manzana
Dos cucharadas de avena
Ocho almendras
Una cucharada de semillas de chía
Canela al gusto
Un vaso de agua

Preparación:

Lavar la manzana perfectamente. Licuar todos los ingredientes y tomar de inmediato.

Es recomendado tomarlo por las mañanas.

COLESTEROL

Licuado para bajar el colesterol

Ingredientes:

Un plátano
Tres fresas
Un poco de agua
Dos cucharadas de semillas de linaza

Preparación:

Lavar bien las fresas.
Licuar todos los ingredientes en la licuadora y beberlo en ayunas. Es nutritivo, energético y saciante, dada la cantidad de fibras que aporta la linaza.

COLITIS

Licuado

Ingredientes:

- 1 rebanada de piña
- 3 cucharadas de germen de trigo
- 1 pera
- 1 rebanada de papaya

Forma de preparar:

Lavar muy bien la fruta.
Ponga a remojar en agua caliente el germen de trigo
hasta que se encuentre suave.
Licue todos los ingredientes y tomarlo.

COLITIS NERVIOSA

Licuado

Ingredientes:

1/2 taza de salvado de trigo
1 taza de papaya picada
2 plátanos
4 cucharadas de miel
2 tazas de leche descremada

Licua perfectamente los ingredientes hasta obtener una mezcla homogénea. Bebe al momento.

*Toma un vaso en la mañana, dos veces por semana.

CORAZON

Licuado

Ingredientes:

1 Mango
2 Kiwis
1 Vaso de Leche de Soya
½ Taza de Yogurt Natural
1 Cucharita de Miel de Abeja

Procedimiento:

Poner todos los ingredientes en la licuadora y tomarlo de inmediato.

DEBILIDAD Y CANSANCIO

Licuado para sentirse fuerte, con energía.

Ingredientes:

- 3 Plátanos dominicos
- 1 vaso de leche de soya
- 1 cucharada de avena
- 2 cucharada de miel de abeja
- Canela en polvo al gusto o unas gotas de vainilla.

Licuarlo y tomarlo de inmediato.

DEFENSAS BAJAS

Licuado para reforzar el sistema inmunitario

Ingredientes:

½ Vaso de jugo de mango
½ Vaso de jugo de manzana
½ Vaso de jugo de kiwi
1 Cucharada de semillas de girasol
4 Almendras sin piel.

Procedimiento:

Lavar las frutas, pasarlas por el extractor para sacar el jugo y después pasarlo a la licuadora junto con lo demás y ya licuado tomarlo de inmediato.
Se toma diariamente durante un mes.

DEFENSAS BAJAS

Jugo para evitar que las células del cáncer se desarrollen, problemas con el hígado, riñón, páncreas, úlcera, fortalece los pulmones, previene ataques al corazón y la presión arterial alta. **Fortalecer el sistema inmunológico**. Buena para la vista, eliminar ojos rojos y cansados o sequedad en los ojos.

Ingredientes:

1 betabel
1 manzana roja
1 zanahoria grande

Procedimiento:

Lavar los vegetales y pasarlos por el extractor de jugos y tomarlo inmediatamente.

Recomendaciones: Tomarlo en ayunas y una hora después tome su desayuno. Puede hacerlo 2 o 3 veces al día, según sus necesidades.

DEPRESION

Jugo

Ingredientes:

1 pepino
1 manzana verde
1 taza de jugo de naranja
Una pizca de sal

Procedimiento:

Lavarlos muy bien y pelar la naranja y pasarla por el extractor junto con los demás ingredientes y agregarle la sal (solo lo que agarren tus dedos). Listo para tomar.

DESHIDRATACION

Jugo

Ingredientes

2 Rebanadas gruesas de piña
2 Naranjas
3 Zanahorias
1 limón

Preparación

Lavar bien los ingredientes.
Pasar por el extractor las zanahorias, limón y naranja, después licuarlos con la piña y listo.

DESINTOXICAR

Jugo para desintoxicar el organismo.

Ingredientes:

1 Tazas de jugo de naranja
1 Nopal
¼ Manojo pequeño de alfalfa.

Modo de preparar:

Lavar y desinfectar los ingredientes. Sacar el jugo de la naranja y licuarlo con la alfalfa y el nopal.

Este jugo se puede tomar tres veces por semana.

DESINTOXICAR

Jugo verde para desintoxicar el organismo

Ingredientes:
1 pepino
3 tallos de apio
2 hojas de col rizado (kale) o espinacas
1 manzana verde
1 trozo pequeño de jengibre
1 trozo pequeño de raíz de cúrcuma

Procedimiento:

Lavar todos los ingredientes y desinfectarlos y pasarlos por el extractor de jugos y tomar el jugo inmediatamente.

Nota: puede utilizar cualquier hoja verde que tenga a la mano: cilantro, perejil, lechuga, etc.

DIABETES

Jugo

Ingredientes:

3 limones
1 nopal
1/2 taza de agua purificada
2 dientes de ajos
Un pedacito de sábila fresca

Procedimiento:

Lave los nopales, limones y sábila.
Licue todos los ingredientes junto con el jugo de los limones y tome inmediatamente.

NOTA: Este jugo se toma durante una semana, descanse 8 días y vuelva a tomarlo una semana más.

DIABETES

Licuado

Ingredientes:

1 taza de jugo de zanahoria
3 ejotes
3 coles de Bruselas

Procedimiento:

Lavar las verduras muy bien.
En el extractor de jugos poner las zanahorias para sacar una taza de jugo, después poner ese jugo a la licuadora con todo los ingredientes y ya que este licuado, tomarlo inmediato.

DIABETES

Licuado

Ingredientes:

2 zanahorias pequeñas
2 papas pequeñas
2 tallos de apio fresco

Preparación:

Lavar bien los vegetales y pasarlas por el extractor de jugos y tomarlo.

Nota: Esta bebida la puedes consumir durante 8 días por las mañanas en ayunas.

DIGESTION

Licuado para una buena digestión

Ingredientes:

1 plátano
Dos puños de acelgas o espinacas
1 taza de piña en trozos
1 manzana
1 taza de bluberries
½ taza de goji berries
Un vaso de agua

Preparación:

Lavar las frutas y vegetales y licuarlo perfectamente y tomarlo.

Si te sobra licuado puedes ponerlo en un frasco de vidrio bien tapado en el refrigerador y lo tomas cuando tú quiera.

DOLOR DE CABEZA

Licuado para prevenir Dolores de cabeza

Ingredientes:

1 Rebanada de papaya
3 Naranjas
2 Guayabas

Procedimiento:

Lavamos muy bien las frutas.
Sacar el jugo de las naranjas, y ponerlo en la licuadora con los demás ingredientes y ya que este licuado tomarlo inmediatamente.

Podemos tomar este jugo durante diez días en ayunas para prevenir los dolores de cabeza.

DOLOR DE CABEZA

Licuado

Ingredientes:

1/2 Col Morada
3 Ramas de Apio
1 Betabel

Procedimiento:

Lava los ingredientes.
Pasar todos los ingredientes por el extractor de jugos
y tomar el jugo.

DOLOR DE CABEZA

Licuado

Para los dolores de cabeza intensos o migraña.

Ingredientes:

1 betabel
4 zanahorias grandes
1 manojo de espinacas

Forma de preparar:

Lavar bien los vegetales y pasarlos por el extractor y sacar el jugo y ponerlo en la licuadora con las espinacas y tomarlo de inmediato.

DOLOR DE PIERNAS

Jugo para dolor de piernas o mala circulación

Ingredientes:

2 Toronjas
2 Ramas de Apio
2 Ramas de Perejil
½ Chayote

Modo de Prepararse:

Lavar y desinfectar perfectamente las frutas y verduras.
En un extractor de jugos pase las toronjas partidas y peladas, el chayote y el apio.
Después poner ese jugo en la licuadora y añadir el perejil y licuarlo perfectamente y enseguida beberlo.

EMBARAZADAS

Jugo recomendado para las embarazadas

Ingredientes:

- 1 Manzana
- 1 Pera
- 4 Hojas de Lechuga

Modo de Prepararse:

Lavar perfectamente los ingredientes, pasarlos en el extractor y tomarse el jugo inmediatamente.

ENCIAS

Jugo para encías inflamadas

Ingredientes:

- 2 naranjas
- ½ taza de zarzamoras
- ½ taza de arándanos o cranberry

Forma de preparar:

Lavar bien las frutas y pasar por el extractor las naranjas peladas y el jugo ponerlo en la licuadora con los de más ingredientes y ya que este bien licuado, tomarlo inmediatamente.

Si está muy acido puede agregar un poco de miel.

ENERGIA

Licuado energizante para deportistas

Ingredientes:

- 1 plátano grande
- ¼ de taza de avena cruda
- 1 vaso de leche
- 1 cucharada de miel
- 1 cucharada de crema de cacahuate
- ½ cucharada de vainilla

Procedimiento

Licuar todos los ingredientes y listo.

ENERGIA

Jugo para cuando se sienta cansado y sin fuerza.

Ingredientes:

150 grs. de uvas verdes.
1 naranja.
3 kiwis.

Forma de preparar:

Lavar todos los ingredientes, extraer el jugo de la naranja en el extractor (pasarla sin cascara) y enseguida poner el jugo a la licuadora junto con las otras frutas. Beberlo inmediatamente.

ENERGIA

Licuado

Ingredientes:
1 taza de kale
1 plátano
2 higos
1 manzana
½ taza de nueces de castilla (walnuts)
½ taza de acai berries
1 taza de agua

Procedimiento:

Lavar las frutas y el kale, ponerlos en la licuadora junto con todo lo demás hasta que estén bien licuados, debe quedar cremoso.

ENERGIA

Licuado

Ingredientes:

1 taza de jugo natural de naranja
½ platano
¼ de taza de bluberries (mora azul)
½ taza de fresas
Agua la necesaria para licuar

Procedimiento:

Licuar todos los ingredientes con suficiente agua y listo para tomar.

ENVEJECIMIENTO

Licuado contra el envejecimiento

Ingredientes:

1 Pera
1 Taza de fresas
1 Taza de yogurt natural
½ Taza de hielos

Procedimiento:

Desinfectar las frutas, licuarlas y agrégale poco a poco el yogurt y el hielo.

ENVEJECIMIENTO

Jugo

Ingredientes:

- ½ taza de jugo de zanahoria natural.
- ½ taza de jugo de naranja natural.
- ½ betabel.

Forma de preparar:

Desinfectar los vegetales y pasarlos por el extractor y completar media taza de cada uno, mezclarlos y tomarlo.

ENVEJECIMIENTO

Licuado para retrasar el envejecimiento

Ingredientes:
2 puños de lechuga romana
½ aguacate
1 pepino
1 taza de melón
½ taza de cashews (nuez de la india)
1 taza de agua
1 hoja de menta

Procedimiento:

Lavar perfectamente los vegetales y fruta.
Poner en la licuadora todos los ingredientes hasta que quede bien cremoso.
Si te sobra lo puedes guardar en un frasco de vidrio en el refrigerador.

ENVEJECIMIENTO

Licuado contra el envejecimiento

Ingredientes:

2 puños de espinacas
½ taza de uvas rojas con semillas
½ taza de raspberries
10 almendras
1 cucharada de polvo maca (maca powder)
1 taza de agua

Procedimiento:

Lavar y desinfectar las espinacas y las frutas.
Ponerlo todo en la licuadora hasta que queda bien cremoso, si necesita más agua ponerla, pero debe quedar espeso.
Si le sobra una parte guardarla en el refrigerador en un frasco.

ESTREÑIMIENTO

Jugo para combatir el estreñimiento

Ingredientes:

2 rebanadas de piña
1 limón
1 cucharada de ajonjolí
1 taza de agua

Forma de preparar:

Dorar el ajonjolí a fuego lento y dejarlo enfriar, después licuarlo junto con todos los ingredientes y listo.

ESTREÑIMIENTO

Licuado

Ingredientes:

El jugo de una naranja
Una rebanada de piña
Una cucharada de semillas de lino o linaza

Preparación:

Exprime el jugo de la naranja y ponerlo en la licuadora junto con los demás ingredientes y licúalos perfectamente.

Tomarlo todas las mañanas.

ESTREÑIMIENTO

Licuado

Ingredientes:

Hojas de espinaca
El jugo de una naranja
Algunas ciruelas pasas
Una cucharada de linaza

Preparación:

Lavar y desinfectar las espinacas.
Poner todos los ingredientes en la licuadora y listo.
Debe de tomarse en la mañana en ayunas.

ESTREÑIMIENTO

Jugo para el estreñimiento

Ingredientes:

½ Vaso de jugo de pera

½ Vaso de jugo de naranja

1 ½ Cucharitas de linaza

Procedimiento:

Lavar las frutas y pasar la naranja pelada y la pera por el extractor y el jugo ponerlo en la licuadora con la linaza y una vez licuado ya está listo.
Tome este jugo por la mañana a pequeños tragos.

ESTRES

Jugo para disminuir el estrés

Ingredientes:

1 pepino
4 ramas de perejil

2 tallos de apio
6 zanahorias

Forma de preparar:

Pase por el extractor las zanahorias y el apio y obtenga su jugo después ponerlos en la licuadora con el resto de los ingredientes y beba de inmediato.

FIEBRE

Jugo

Este jugo es astringente, limpia y desinfecta. Además, es refrescante, antiséptico (destruye gérmenes infecciosos) y aporta vitaminas entre ellas C.

Ingredientes:

3 limones grandes
Medio vaso de agua

Procedimiento:

Lavar y partir en dos los limones (si la persona no tolera los ácidos del limón, puede reemplazar éstos por mandarina o naranja). Extraer el jugo o zumo y verter en el vaso de agua. Tomar una vez al día.

FIEBRE, ESCALOFRIOS Y GRIPE

Jugo
Este jugo por su alto contenido de vitamina C, ayuda eficazmente para combatir la gripe, así mismo ayuda a bajar la fiebre y los escalofríos. De la misma manera otros beneficios que este jugo tiene es que ayuda a eliminar líquidos, es auxiliar en casos de celulitis, gota, ácido úrico y artritis.
Este jugo además contiene propiedades antioxidantes y antiinflamatorias.

Ingredientes:

- 2 rebanadas de piña picada.
- 3 guayabas.
- 2 tazas de jugo natural de naranja.
- Miel de abeja al gusto (opcional)

Formas de preparar:

- Licúe perfectamente todos los ingredientes.

Tome un vaso a la hora del desayuno 2 veces por semana.

GARGANTA, TOS Y BRONQUITIS

Jugo

Ingredientes:

5 limones
3 rabanitos
5 zanahorias

Procedimiento:

Lave muy bien cada uno de los ingredientes
Pase los rábanos y la zanahorias por el extractor de jugos.
Agregue el jugo de limón y revuelva y listo.
Tome esta bebida a pequeños sorbos durante 4 días seguidos.

GARGANTA, GRIPA, RESFRIADOS Y TOS

Jugo casero fortalece los bronquios, los pulmones y las vías respiratorias porque es un antibiótico natural.

Ingredientes:
- ½ taza de jugo de limón
- 2 naranjas
- ½ taza de miel
- ½ taza de cebolla picada
- 3 dientes de ojos
- 4 rabanitos grandes
20 gotas de propileo (opcional)

Modo de preparar:

Poner la naranja pelada en el extractor y sacar el jugo y pasarlo a la licuadora junto con los demás ingredientes y molerlo bien.

Se cuela, se vacía a un frasco de vidrio y se toman dos cucharadas cada dos horas durante una semana.

Nota: Si desea reforzar esta receta puede tomar por separado 20 gotas de propóleo disueltas en poca agua 3 veces al día para los adultos y para los niños 10 gotas.

GASTRITIS

Licuado

Ingredientes:

1 taza de jugo de zanahoria
1 pepino
1 tallo de apio
1 trozo pequeno de jengibre sin cascara
2 ramitas de perejil
1 manzana chica
Procedimiento:

Lavar perfectamente los ingredientes, en el extractor de jugos pasar las zanahorias hasta sacar el jugo y ponerlo en la licuadora con los demás ingredientes ya picados y licuarlos perfectamente y tomar de inmediato.

GRIPA DE LA INFLUENZA

Jugo para la gripa

Ingredientes:
½ taza de jugo de naranja
El jugo de tres limones
½ taza de jugo de piña

Modo de prepararse:

Extrae el jugo de las naranjas, la piña y los limones.
Mézclalos y tomate el jugo inmediatamente.
Tomarlo durante 5 días por las mañanas.

GRIPA EN LOS NIÑOS

Jugo

Ingredientes:

2 naranjas
1 limón
2 cucharadas de miel

Procedimiento:

Extrae su jugo y agrega las 2 cucharas de miel.
Indicarle al niño que tome el jugo a pequeños tragos.

HIGADO

Jugo para desintoxicar el hígado

Ingredientes:

1 bulbo de hinojo
1 pimiento rojo
4 zanahorias medianas
2 manzanas

Forma de preparar:

Lave muy bien los ingredientes.
Corta el hinojo y retira las raíces.
Quita el corazón y las semillas del pimiento.
Pasar todos los ingredientes por el extractor y tomar el jugo de inmediato.

HIGADO

Jugo

Ingredientes

4 Zanahorias
1 Ramita de Apio
½ Pepino

Modo de Prepararse:

Lavar los vegetales.
Pasarlas por el extractor y tome su jugo
inmediatamente.
Nota: La zanahoria y el pepino puede utilizarlo con
todo y su cáscara.
Es recomendable tomarlo en ayunas.

HIGADO

Licuado para estimular el hígado y riñones

Ingredientes:

120 g de mango
1 cucharada jugo limón,
1 cucharadita miel
150 ml jugo de naranja.

Preparación:

Licuar todos los ingredientes.

HIGADO Y COLON

Licuado

Ingredientes:

1 taza de collard greens
1 plátano
1 taza de piña en pedazos
1 taza de uvas rojas
¼ de taza de semillas de cáñamo
1 vaso de agua

Preparación:

Lavar completamente todas las frutas y poner todos los ingredientes en la licuadora en alta velocidad y esperar que licue muy bien, debe quedar cremoso.

HIGADO

El jugo de pasto de trigo es conocido por su capacidad de eliminación de los radicales libres (cáncer), anemia, desintoxicación del hígado y de todo el organismo, disminuye presión arterial, es un superalimento, da vida a nuestras células, estas enzimas ayudan a disolver tumores.

Ingredientes:

Un manojo de pasto de trigo
El jugo de un limón
1 cucharada de miel (opcional)
Una taza de agua o jugo de naranja

Procedimiento:

Cortar el pasto de trigo y lavarlo muy bien, partirlo y colocarlo en la licuadora, agregarle el agua, el jugo de limón, y si quiere puede añadirle también la cascara del limón y la miel.
Después colarlo y tomarlo inmediatamente.

Nota: Al final del libro se encuentra como preparar el pasto de trigo.

HIPERTENCION

Jugo

Ingredientes:

2 Peras

2 Naranjas

Modo de Prepararse:

Lavar las frutas, pelar la naranja y pasarla junto con la pera por el extractor de jugos y listo, tome de inmediato.

Tomar por ocho días en la mañana.

HIPERTENCION Y ACIDO YURICO

Licuado Este licuado contiene vitaminas y minerales, elimina el ácido úrico, combate la hipertensión, regula el colesterol y depura el organismo.

Ingredientes:
1 vaso de yogurt
2 varas de apio
1 Manzana

Procedimiento:

Lave perfectamente el apio y la manzana y ponerlos en la licuadora junto con el yogurt.
Tomar dos licuados por semana durante un mes.

HORMONAS

Licuado para balancear hormonas

Ingredientes:

2 tazas de lechuga "butterhead"
1 pera
1 manzana
1 taza de blueberries
1 plátano
1 cucharada de maca powder
1 vaso de agua

Procedimiento:

Lavar todas las frutas que lo necesiten y partirlas en pedacitos y ponerlas en la licuadora junto con los demás ingredientes y licuarlos perfectamente hasta que quede cremosito.

INFLAMACION

Licuado

Ingredientes:

2 puños de spring greens o espinacas (puños quiere decir lo que agarre con la mano)
¼ de lima con cascara
¼ de limón con cascara
¼ de toronja con cascara
1 cucharada de semillas de linaza
½ cucharada de polvo cúrcuma o turmeric
1 taza de agua o la necesaria

Procedimiento:

Lavar perfectamente todos los cítricos y cortarlos en porciones muy pequeñas, una cuarta parte de cada una de la fruta y junto con los otros ingredientes licuarlos perfectamente y colarlo y después tomarlo inmediatamente.

INSOMNIO

Jugo

Ingredientes:

1 manzana
1 pera
1 kiwi
1 racimo de uvas

Forma de preparar:

Lave muy bien todo.

Pase por el extractor todos los ingredientes y listo, beberlo de inmediato.

INSOMNIO

Jugo para relajarnos de la tensión nerviosa y poder dormir.

Ingredientes:

3 Zanahorias

½ pepino

¼ de lechuga

Procedimiento:

Lavar los ingredientes perfectamente.

Pasar las zanahorias y el pepino por el extractor de jugos y el jugo lo ponemos en la licuadora junto con la lechuga y licuamos muy bien y listo. Tomarlo inmediatamente.

MAL ALIENTO

Licuado

Ingredientes:

2 Rebanadas de Piña
6 Ramitas de Alfalfa
4 Guayabas

Procedimiento:

Lave y desinfecte los ingredientes y ponerlos en la licuadora, ya que estén bien licuados tomarlo inmediatamente.

MAREOS

Jugo

Ingredientes:

- 2 kiwis
- El jugo de un limón
- 2 cucharadas de miel

Forma de preparar:

En una taza poner los kiwis y hacerlo puré y agregarle el jugo de limón y la miel.

Recomendaciones: Beba tres veces al día.
- Beba este jugo 2 o 3 veces por semana.

MEMORIA Y CONCENTRACION

Licuado para mejorar la memoria y concentración

Ingredientes:

- ¼ de litro de leche de soya
- 2 Cucharadas de amaranto
- 2 Cucharadas de trozos de nuez
- 2 Cucharadas de pasas
- 2 cucharadas de miel de abeja
- 8 Almendras

Modo de prepararlo:

Licua todos los ingredientes y tomarlo.

Tomarlo durante 15 días o más y verás la diferencia.

NOTA: También es recomendado para las personas mayores ya que les ayuda con su memoria.

MENOPAUSIA Y OSTEOPOROSIS

Licuado

Ingredientes:

* ½ Taza de leche de soya
* ½ Taza de yogurt
* 1 Tasa de durazno en trozos
* 1 C. de amaranto o ajonjolí
* 1 C. de miel de abeja (opcional)

Modo de Prepararse:

Poner todo en la licuadora y servirlo.

MIGRAÑA Y DOLOR DE CABEZA

Jugo

Cuando los dolores de cabeza sean intensos, incluso cuando tengamos principios de migraña, este jugo es el recomendable:

Ingredientes:
1 betabel
4 zanahorias grandes
1 manojo de espinacas

Forma de preparar:

Se lavan y desinfectan los ingredientes.
Con el extractor se extrae el jugo de la zanahoria y el betabel y después se pone ese jugo en la licuadora con la espinaca y se licua perfectamente y debe tomarlo inmediatamente.

MUSCULOS FUERTES

Jugo

Ingredientes:

1 Pepino
1 taza de jugo de zanahorias
1 taza de espinacas

Procedimiento:

Lavar y desinfectar los vegetales.
Pasar el pepino y las zanahorias por el extractor, la zanahoria debe de ser una taza de jugo (use la necesaria).
Poner los jugos y las espinacas en la licuadora y licuar perfectamente y tomarlo inmediatamente.

Tomarlo por la mañana hasta ver resultados.

NAUSEAS Y VOMITOS

Jugo

Ingredientes:

1 pedazo de 2 cm. de raíz de jengibre
1 pera
2 manzanas

Procedimiento:

Lavar los ingredientes perfectamente, pasarlos por el extractor para sacar el jugo y listo para tomarlo inmediatamente.

NERVIOS

Jugo que ayuda a calmar los nervios

Ingredientes:

Zanahorias
Apio

Forma de preparar:

Lave los vegetales perfectamente y pasarlos por el extractor para sacar el jugo hasta completar medio vaso de jugo de zanahoria y medio vaso de apio, después mezclarlos y tomarlo inmediatamente. Procura consumir 250 mililitros al día.

NUTRITIVO PARA EL DESAYUNO

Licuado

Ingredientes:

8 Fresas
3 Almendras enteras
1 Vaso de leche
1 Cuchara de amaranto
1 Cuchara de miel de abeja

Procedimiento:

Licuar perfectamente los ingredientes y disfrutarlo.

NUTRITIVO

Licuado para el desayuno

Ingredientes:

1 Taza de yogurt natural
½ taza de fresas
½ plátano
½ taza de jugo de naranja
1 cucharada de miel de abeja

Procedimiento:

Lave muy bien las fresas.
En la licuadora coloque todos los ingredientes y disfrútelo.

NUTRITIVO PARA EL DESAYUNO

Licuado para el desayuno

Ingredientes:

1 Mango de manila
1 plátano
1 vaso grande de leche
1 cuchara de avena entera
2 almendras

Preparación:

Licue la pulpa del mango con el plátano, la leche, la avena y las almendras.
Tómelo enseguida.

OIDOS

Jugo

Ingredientes:

½ Vaso de jugo de naranja
1 Cucharada de jugo de rábano
½ Vaso de jugo de piña
1 Cucharada de miel

Procedimiento:

Se lavan bien las frutas y se pasa por el extractor las naranjas, el rábano y piña y se mezcla con la miel.

Se toma dos veces al día durante dos semanas.

OJOS

Jugo para los ojos (conjuntivitis)

Ingredientes:

- 4 Zanahorias
- 1 Calabacita

Modo de Prepararse:

Lave y desinfecte perfectamente las verduras.

Páselos por el extractor de jugos con todo y cáscara.

Tómelo inmediatamente.

OJOS

Licuado para prevenir la aparición de cataratas

Ingredientes:

4 zanahorias medianas y tiernas
4 manzanas
6 hojas de espinaca
4 cucharadas de germen de trigo
1 litro de agua natural

Preparación:

Lava y pela las zanahorias, quítales la cascara y las semillas a las manzanas. Vierte a la licuadora junto con las espinacas, agrega el germen ya lavado. Añade el agua mineral, la necesaria para licuar.

Vacía en una jarra y vierte el resto del agua, mezcla muy bien y enseguida bebe.

Tomar un vaso al día. Contiene luteína y zeaxintina que ayudan a prevenir la pérdida de visión.

OJOS

Jugo

Ingredientes:

½ Vaso de jugo de zanahoria
1/4 Vaso de jugo de arándanos o cranberry
¼ Vaso de jugo de alfalfa
1 Cucharada de miel

Preparación:

Lavar perfectamente y desinfectar los ingredientes, sacar el jugo de zanahorias y alfalfa en el extractor.

Se mezclan perfectamente y se toma dos veces al día durante tres semanas.

OJOS

Jugo para evitar que las células del cáncer se desarrollen, problemas con el hígado, riñón, páncreas, úlcera, fortalece los pulmones, previene ataques al corazón y la presión arterial alta. Fortalecer el sistema inmunológico. **Buena para la vista, eliminar ojos rojos y cansados o sequedad en los ojos.**

Ingredientes:

1 betabel
1 manzana roja
1 zanahoria grande

Procedimiento:

Lavar los vegetales y pasarlos por el extractor de jugos y tomarlo inmediatamente.

Recomendaciones: Tomarlo en ayunas y una hora después tome su desayuno. Puede hacerlo 2 o 3 veces al día, según sus necesidades.

OSTEOPOROSIS

Licuado

Ingredientes:

* ½ Taza de leche de soya
* ½ Taza de yogurt
* 1 Tasa de durazno en trozos
* 1 C. de amaranto o ajonjolí
* 1 C. de miel de abeja (es opcional)

Modo de Prepararse:

Lave muy bien los duraznos pártalos y retíreles el hueso y ponerlos en la licuadora junto con los otros ingredientes y listo.

PANCREAS

Jugo

Ingredientes:

½ Vaso de jugo de naranja
½ Vaso de jugo de manzana
2 Cucharada de jugo de pepino
Dos cucharadas de jugo de limón

Procedimiento:

Lave y desinfecte todo, pasar la naranja ya pelada, la manzana y el pepino por el extractor y mezclar con el jugo de limón.

Se toma diariamente durante un mes.

PANCREAS

Jugo para evitar que las células del cáncer se desarrollen, problemas con el hígado, riñón, páncreas, úlcera, fortalece los pulmones, previene ataques al corazón y la presión arterial alta. Fortalecer el sistema inmunológico. Buena para la vista, eliminar ojos rojos y cansados o sequedad en los ojos.

Ingredientes:

1 betabel
1 manzana roja
1 zanahoria grande

Procedimiento:

Lavar los vegetales y pasarlos por el extractor de jugos y tomarlo inmediatamente.

Recomendaciones: Tomarlo en ayunas y una hora después tome su desayuno. Puede hacerlo 2 o 3 veces al día, según sus necesidades.

PERDER PESO

Jugo

Este jugo es perfecto para las mujeres que acaban de dar a luz, ya que lo primero que quieren hacer es recuperar su peso. Siguiendo este jugo podrás lograrlo.

Ingredientes:

4 naranjas
2 rebanadas de piña
9 ramas de perejil

Forma de preparar:

• Extrae el jugo de las naranjas
• Después agrega el jugo en el vaso de la licuadora, junto con las rebanadas de piña y las ramas de perejil, licue perfectamente y sirva.

PERDER PESO

Jugo para perder abdomen y cintura

Ingredientes:

El jugo de una toronja.
2 Hojas de espinacas.
El jugo de 3 naranjas.
1 Taza de papaya picada.
1 rebanada de piña.

Forma de preparar:

Ponga todos los ingredientes en la licuadora.
Licue perfectamente y sirve al momento.

Debes tomarlo durante un mes.
Tomar 2 litros de agua por día.

PERDER PESO

Licuado

Ingredientes:

Medio mango
El jugo de una naranja
Un trozo de raíz de jengibre
Dos cucharadas de lino o linaza

Procedimiento:

Poner todos los ingredientes en la licuadora y agrega un poco de agua y procesa hasta obtener un batido bien homogéneo.

Tomarlo por las mañanas.

PERDER PESO

Licuado

Ingredientes:

- ½ taza de fresas.
- 1 vaso de jugo de toronja natural
- 2 kiwis picados.
- 1 cucharadita de miel.

Preparación:

- Licue perfectamente todos los ingredientes en la licuadora.
- Si está muy espeso, agrega más jugo de toronja y mezcla perfectamente bien.

Bebe de inmediato todos los días media hora antes del desayuno por lo menos.
Beber mucha agua y hacer un poco de ejercicio.
También disminuye el consumo de pan.

PERDER PESO

Licuado

Ingredientes:

1 Rebanada de piña
2 Varas de apio
2 Toronjas
½ Nopalito
1 Cucharada de miel de abeja.

Manera de prepararse:

Lave y desinfecte la fruta y la verdura.
Pelar la toronja y pasarla por el extractor de jugos
junto los demás ingredientes, para sacar el jugo
mezclarlos y poner la miel y disfrútalo enseguida.

Beberlo durante 7 días en ayunas para ver mejores
resultados.

PERDER PESO

Licuado

Ingredientes:

Una manzana
Un par de rebanadas de piña
Una zanahoria
Dos tallos de apio
Un trozo de jengibre
Agua (si fuera necesario)
Endulzante al gusto

Preparación:

Lavar y desinfectar los vegetales y frutas.

Licuar muy bien todos los ingredientes y listo.

PERDER PESO

Licuado

Ingredientes:

Medio pepino
2 tallos de apio
Medio tomate

Preparación:

Desinfectar todos los ingredientes y licuarlos con un poco de agua y listo.

PERDER PESO

Licuado

Ingredientes:

Una taza de fresas ya lavadas
Una taza de leche desnatada
Una de taza de avena instantánea
Una cucharada de salvado de trigo

Preparación:

Licuar todo los ingredientes y listo.

PERDER PESO

Licuado

Ingredientes:

Una naranja
Una rebanada de piña
Una zanahoria
Una cucharada de avena
Una cucharada de semillas de lino
Agua la necesaria

Preparación:

Cortar la naranja ya pelada, la piña y zanahoria y ponerlos en la licuadora junto con los demás ingredientes, hasta que quede bien licuado.

Tomarlo por las mañanas.

PRESION ALTA

Jugo

Ingredientes:

½ Vaso de jugo de pera
Dos Cucharadas de jugo de limón
¼ Vaso de jugo de naranja
Una cucharada de jugo de rábano

Procedimiento:

Lavar y desinfectar la pera, la naranja ya pelada, el rábano y pasarlos por el extractor de jugos.
Mezclar perfectamente con el jugo de limón y listo.
Se toma diariamente durante 30 días.

PRESION ALTA

Jugo para evitar que las células del cáncer se desarrollen, problemas con el hígado, riñón, páncreas, úlcera, fortalece los pulmones, previene ataques al corazón y la presión arterial alta. Fortalecer el sistema inmunológico. Buena para la vista, eliminar ojos rojos y cansados o sequedad en los ojos.

Ingredientes:

1 betabel
1 manzana roja
1 zanahoria grande

Procedimiento:

Lavar los vegetales y pasarlos por el extractor de jugos y tomarlo inmediatamente.

Recomendaciones: Tomarlo en ayunas y una hora después tome su desayuno. Puede hacerlo 2 o 3 veces al día, según sus necesidades.

PRESION BAJA

Jugo

Ingredientes:

½ Vaso de jugo de zanahoria
½ Vaso de jugo de betabel
1 Cucharada de miel

Preparación:

Lavar los vegetales y pasarlos por el extractor y mezclar con la miel.
Tomar dos veces al día por 2 semanas.

PROSTATA

Licuado

Para la próstata 1
Ingredientes:

• 3 peras.
• Miel de abeja (opcional)

Forma de preparar:

Pasa las peras por el extractor de jugos.
Sirve en un vaso junto con un poco de miel de abeja si lo deseas.

Se recomienda tomarlo durante 15 días.

Para la próstata 2

Ingredientes:

2 naranjas.
1 plátano.
150 mililitros de yogurt natural.
1 manzana.

Forma de preparar:
Sacar el jugo de las naranjas.
Pasar la manzana por el extractor de jugos.
Vacía ambos jugos en la licuadora con el yogurt y el plátano. Licua hasta que se mezcle.

QUISTE O TUMOR OVARICO

Jugo

Ingredientes:

Dos Cucharadas de germinados
½ Vaso de jugo de naranja
Dos centímetros de gelatina de sábila

Se mezclan perfectamente los ingredientes en la licuadora y se toma diariamente durante dos meses.

RESFRIADOS

Jugo

Ingredientes:

2 Naranjas
2 Mandarinas
1 Rebanada gruesa de piña
1 limón
1 Cucharada de miel de abeja

Modo de prepararse:

Obtén el jugo de la naranja, mandarina y el limón
Se pone en la licuadora el jugo con la rebanada de
piña y la miel y listo.

Esta bebida puedes tomarla antes del desayuno
durante 5 días.

REUMAS

Jugo

Ingredientes:

1 puño de espinacas
4 toronjas

Forma de preparar:

Lave y desinfecte los ingredientes
Obtenga el jugo de las toronjas.
Licue el jugo de la toronja con la espinaca.
Tome 2 veces por semana.

RIÑONES

Jugo

Ingredientes:

1/2 vaso de jugo de zanahoria
1/2 vaso de jugo de naranja
El jugo de 1/2 limón

Forma de preparar:

Lave y desinfecte los ingredientes.

La naranja pelarla y junto con la zanahoria pasarla por el extractor para obtener el jugo y agregar el jugo de limón, mezclar bien y beberlo.
Este jugo debe tomarse todos los días durante una semana.

RIÑONES

Licuado para estimular el hígado y riñones.

Ingredientes:

120 g de mango
1 cucharada de jugo limón
1 cucharadita de miel
1 taza jugo de naranja

Preparación:

Poner todos los ingredientes en la licuadora y una vez bien licuado tomarlo inmediatamente.

RIÑONES

Jugo

Ingredientes:

1/4 Vaso de jugo de chayote
1/4 Vaso de jugo de naranja
¼ Vaso de jugo de piña
¼ Vaso de jugo de uva
¼ Vaso de jugo de pepino

Procedimiento:

Lavar y desinfectar todos los ingredientes y pasar por el extractor hasta conseguir el jugo, mezclar todo y tomar dos veces al dia dirante un mes.

RONQUERA

Jugo

Ingredientes:

½ Vaso de jugo de naranja
½ Vaso de jugo de toronja
5 gotas de jugo de cebolla
1 cucharada de propoleo
5 gotas de jugo de pimiento verde

Procedimiento:

Se obtienen los jugos de la naranja y toronja.
Por separado se pasa el pimiento verde tambien por el extractor y se saca 5 gotas y lo mismo con la cebolla.
Se mezclan todos los jugos con el propoleo y listo.

Se toma dos veces al dia durante tres semanas.

SISTEMA INMUNOLOGICO

Jugo para evitar que las células del cáncer se desarrollen, problemas con el hígado, riñón, páncreas, úlcera, fortalece los pulmones, previene ataques al corazón y la presión arterial alta.
Fortalecer el sistema inmunológico. Buena para la vista, eliminar ojos rojos y cansados o sequedad en los ojos.

Ingredientes:

1 betabel
1 manzana roja
1 zanahoria grande

Procedimiento:

Lavar los vegetales y pasarlos por el extractor de jugos y tomarlo inmediatamente.

Recomendaciones: Tomarlo en ayunas y una hora después tome su desayuno. Puede hacerlo 2 o 3 veces al día, según sus necesidades.

TIROIDES

Licuado

1 mandarina
5 nueces brasileñas
3 ramitas de espinacas
3 tomates pequeños
1 rabanito
2 rebanadas de betabel
Miel (opcional)

Procedimiento:

Lavar perfectamente los ingredientes que lo necesitan y ponerlos en la licuadora hasta conseguir un licuado. Tomarlo de inmediato. Si necesitas un poco de agua agregarlo.

TIROIDES

Jugo

Ingredientes:

½ rábano negro picado
½ Vaso de jugo de naranja
½ Vaso de jugo de piña
    1 Cucharada de algas marinas

Procedimiento:

Usar el extractor de jugos para conseguir los jugos.
Mezclar todo, se toma a diario durante un mes.

TUMORES

El jugo de pasto de trigo es conocido por su capacidad de eliminación de los radicales libres (cáncer), anemia, desintoxicación del hígado y de todo el organismo, disminuye presión arterial, es un superalimento, da vida a nuestras células, estas enzimas ayudan a disolver tumores.

Ingredientes:

Un manojo de pasto de trigo
El jugo de un limón
1 cucharada de miel (opcional)
Una taza de agua o jugo de naranja

Procedimiento:

Cortar el pasto de trigo y lavarlo muy bien, partirlo y colocarlo en la licuadora, agregarle el agua, el jugo de limón, y si quiere puede añadirle también la cascara y la miel.
Después colarlo y tomarlo inmediatamente.

Nota: Al final del libro encontrara como preparar el pasto de trigo.

TUMOR EN EL SENO

Licuado

Ingredientes:

1 Vaso de jugo de naranja
½ Nopal
Tres centímetros de sábila
½ Vaso de jugo de limón

Procedimiento:

Una vez lavados todos los ingredientes, se mezclan todos los ingredientes en la licuadora, se toma sin colar diariamente durante dos meses.

ULCERAS DE TODO TIPO

Jugo

Ingredientes:

½ Papa
Dos zanahorias
Dos varas de apio con hojas

Procedimiento:

Lavar perfectamente los vegetales.
Pase por el extractor de jugos todos los ingredientes
y tómelo inmediatamente.

VEJIGA

Jugo para fortalecer la vejiga

Ingredientes:

1 pepino
1 vaso de yogurt
1 limón.
½ vaso de leche

Forma de preparar:

Lave perfectamente el pepino.
Obtenga el jugo del pepino con el extractor.
Vierta en la licuadora el jugo del pepino, el yogurt, el jugo de limón y la leche.
Mezcle muy bien. Y tómelo inmediatamente.

VESICULA

Jugos para eliminar los cálculos biliares

Ingredientes:

½ vaso de jugo de apio.
1 vaso de jugo de manzana.
1 vasos de jugo de betabel.

Forma de preparar:

Lavarlos muy bien, sacar el jugo en el extractor y
mezclarlos bien.
Tomarlo diariamente.

VESICULA

Jugo que ayuda a eliminar cálculos renales

Ingredientes:

½ Vaso de jugo de piña
½ Vaso de jugo de rábano
½ Vaso de jugo de naranja
½ Vaso de agua

Desinfecte los rábanos y pase por el extractor todas las frutas, mézclelas con el agua y listo.
Se toma dos veces por día durante un mes.

VIAS URINARIAS

Jugo

Ingredientes:

½ Vaso de jugo de naranja
½ Vaso de jugo de uvas
½ Vaso de jugo de zanahoria
½ Vaso de jugo de pera
1 Vaso de agua

Procedimiento:

Lavar todos los ingredientes y pasarlos en el extractor hasta conseguir las medidas que se requieren y se mezcla junto con el agua y se toma tres veces al día durante 15 días.

VIRUS

Jugo para enfermedades virales

Ingredientes:

1/4 Vaso de jugo de limón
¼ Vaso de jugo de arándanos o cranberry
¼ Vaso de jugo de rábanos
¼ Vaso de jugo de mango

Procedimiento:

Se desinfectan los rábanos y se saca el jugo en el extractor y se mezclan con los demás ingredientes.
Tomarlo tres días seguidos y luego se suspende y deja pasar unos días y otra vez lo mismo.
No lo deben ingerir las personas con problemas gástricos.

VISTA

Jugo para la vista

Este jugo contiene luteína y zeaxantina, que ayudan a prevenir la pérdida de visión ocasionada por la degeneración macular del ojo; así mismo, actúa como protector contra la aparición de cataratas.

Ingredientes:

2 zanahorias medianas y tiernas
2 manzanas
3 hojas de espinaca grande
2 cucharadas de germen de trigo
agua mineral la necesaria

Forma de preparar:

Lavar los ingredientes que lo requieren perfectamente.
Si las zanahorias no las puede licuar pásela por el extractor de jugos y entonces licuar el jugo de zanahorias junto con los demás ingredientes. Añadir el agua mineral, la necesaria para licuar. Tomar un vaso al día. Si le sobra licuado puede ponerlo en un frasco en el refrigerador.

VISTA

Jugo para evitar que las células del cáncer se desarrollen, problemas con el hígado, riñón, páncreas, úlcera, fortalece los pulmones, previene ataques al corazón y la presión arterial alta. Fortalecer el sistema inmunológico. **Buena para la vista, eliminar ojos rojos y cansados o sequedad en los ojos.**

Ingredientes:

1 betabel
1 manzana roja
1 zanahoria grande

Procedimiento:

Lavar los vegetales y pasarlos por el extractor de jugos y tomarlo inmediatamente.

Recomendaciones: Tomarlo en ayunas y una hora después tome su desayuno. Puede hacerlo 2 o 3 veces al día, según sus necesidades.

INFORMACION ADICIONAL

Receta del Jugo Pasto de Trigo

Poner las semillas de trigo a remojo toda la noche, por la mañana retirarles el agua, enjuagarlas, escurrirlas muy bien y dejarlas todo el día en el recipiente (si tiene un frasco de vidrio es mejor y en la boca del frasco colocar una telita de tul o gasa para que se filtre el agua y fluya el aire). Debe de colocarlo en un ligar oscuro, pero que haya aire y temperatura agradable (ni muy frio ni muy caliente). Esperar un día más y checar si el trigo ya tiene raíz, entonces hay que sembrarla.

Puede utilizar bandejas delgadas de unos 4 centímetros de ancho y del tamaño de un plato o puede usar platos desechables. La tierra debe ser especial para sembrar alimentos.

Poner un poco de tierra en los platos, como una base de 1 cm de ancho, enseguida sembrar las semillas, debe quedar bien cubierto el plato de semillas, después poner la otra parte de tierra de otro cm para cubrir todas las semillas y regarla con poca agua, solo que estén húmedas. De allí en adelante regarlas todos los días y cuando crezcan a la altura de unos 10 centímetros ya está listo para cortar (esto llevara 8 días aproximadamente). Al cortarlo deje un cm de la raíz para que continúe creciendo y siga regándolos, cuando crezcan otra vez córtelas, pueden crecer otras 2 veces más y después ya no crecerán, por eso es necesario sembrar muchos platos de trigo, según sus necesidades. Siembre los platos que usted quiera, cada porción a tomar para hacer el jugo es como un plato sembrado de pasto.

Tomar un puño y molerlo en un mortero o extractor especial, luego prosiga a exprimir este producto con una gasa bien limpia con el objetivo de extraer de esta manera su clorofila, no sus residuos, y así poder después tomarla. Es muy recomendable hacerlo al amanecer para aprovechar al máximo. Es recomendable tomar una onza al día al inicio y después duplicar la dosis.

Debe tomarse inmediatamente.

Si no tiene un mortero o un extractor especial puede licuarlo con un poco de agua.

AUTORA DE LOS SIGUIENTES LIBROS:

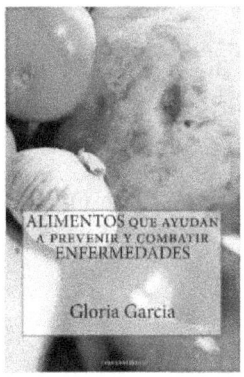

Este libro le indica cuales son los alimentos que le ayudaran para cada enfermedad. Contiene más de 200 enfermedades en orden alfabético indicándole cuales alimentos le ayudan a combatirla. Esta alimentación es a base de: Frutas, vegetales, semillas y granos.

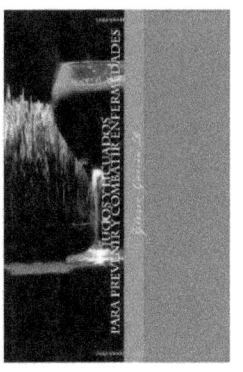

Contiene más de 100 recetas para preparar jugos y licuados que le ayudaran a mejorar su salud y conservarla por ejemplo: si tiene problemas de: sobrepeso, hígado, riñones, vista, fiebre, anemia, colitis, tos, debilidad, alta presión, diabetes, páncreas, riñones, dolor de cabeza y mucho más.

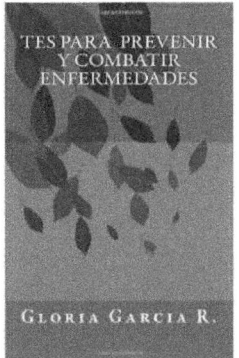

Este libro le indica cuales son los tés que le ayudaran *para* cada enfermedad (contiene más de 150 enfermedades y le indican que tés le ayudan).

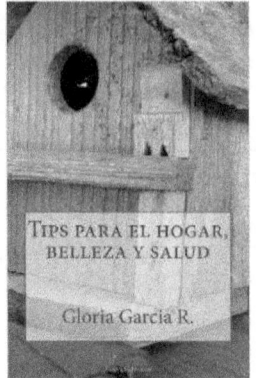

Contiene innumerables tips o ideas para hacer mal fácil lo que parece difícil en: la casa, belleza y salud.

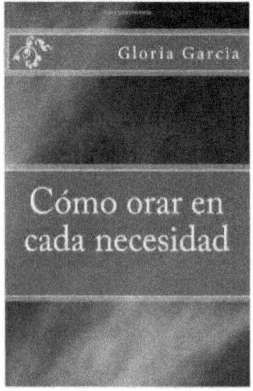

Es un manual que le ayudará como orar de acuerdo a la palabra de Dios. (Contiene más de 100 necesidades diferentes con varios versículos que corresponden a cada necesidad). Sabemos que debemos orar de acuerdo a lo que Dios dice en su Palabra, pero muchas veces no sabemos o no nos acordamos donde están esos versículos. (Y aquí esta una guía práctica).

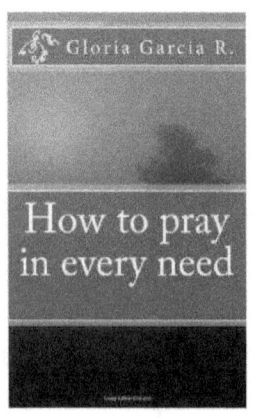

It is a manual that will help you to pray according to the Word of God. It content more than 100 different needs with some verses that correspond to every need. At the end of it, you can find a prayer in every need.

Para más información:
gloriagarciarivera@gmail.com